Pflanzenbasierte Alltagsrezepte 2021

Einfache Und Kohlenhydratarme Rezepte
Zum Abnehmen Und Für Ein Gesundes
Leben, Um Ihren Pflanzenbasierten Lebensstil
Beizubehalten

Rebecca Queen
Kassandra Roth

Die Leser erkennen an, dass der Autor sich nicht an der rechtlichen, finanziellen, medizinischen oder professionellen Beratung beteiligt. Der Inhalt dieses Buches wurde aus verschiedenen Quellen abgeleitet. Bitte wenden Sie sich an einen lizenzierten Fachmann, bevor Sie die in diesem Buch beschriebenen Techniken ausprobieren. Mit der Lektüre dieses Dokuments erklärt sich der Leser damit einverstanden, dass der Autor unter keinen Umständen für direkte oder indirekte Verluste verantwortlich ist, die durch die Verwendung der in diesem Dokument enthaltenen Informationen entstehen, einschließlich, aber nicht beschränkt auf Fehler, Auslassungen oder Ungenauigkeiten.

Inhaltsverzeichnis

FRÜHSTÜCK & SMOOTHIES

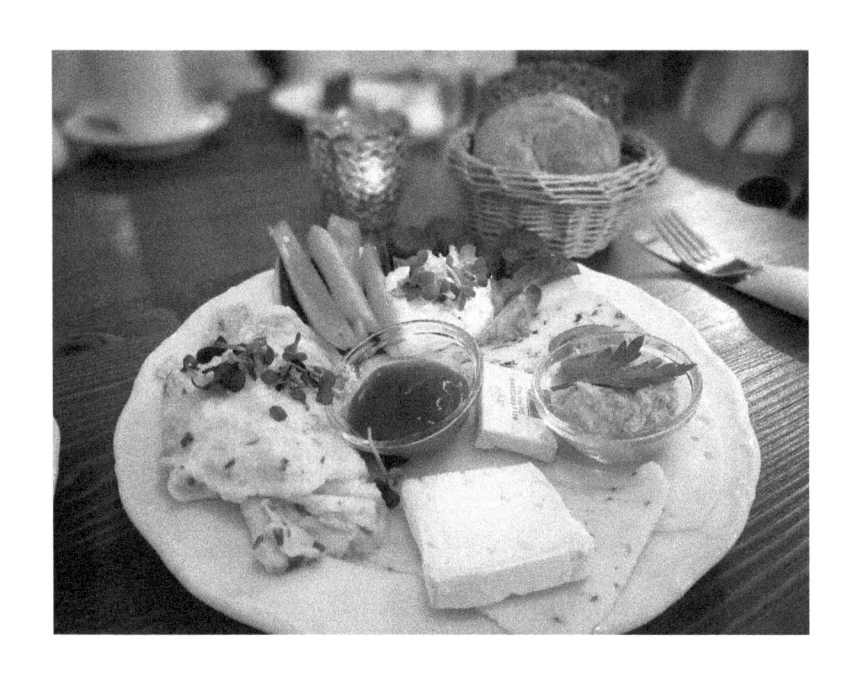

Einfacher Tofu Mix

Zubereitungszeit: 10 Minuten

Kochzeit: 10 Minuten

Portionen: 4

Zutaten:

- 1 Pfund extra fester Tofu, gewürfelt
- 1 Tasse Süßkartoffel, gehackt
- 3 Knoblauchzehen, gehackt
- 2 Esslöffel Sesamsamen
- 1 gelbe Zwiebel, gehackt
- 2 Teelöffel Sesamöl
- 1 Karotte, gehackt
- 1 Esslöffel Tamari
- 1 Esslöffel Reisessig
- 2 Tassen Schneeerbsen, halbiert
- 1/3 Tasse Veggie Lager
- 2 Esslöffel Paprikasauce
- 2 Esslöffel Jakobsmuscheln, gehackt
- 2 Esslöffel Tahini Paste

Wegbeschreibungen:

1. Stellen Sie Ihren Instant Topf auf Sauté-Modus, öl hinzufügen, erhitzen, fügen Sie Süßkartoffel, Zwiebeln und Karotten, rühren und Kochen Zeit: für 2 Minuten.

2. Knoblauch, die Hälfte der Sesamsamen, Tofu, Essig, Tamari und Vorrat hinzufügen, rühren und Kochen Zeit: für 2 Minuten mehr.

3. Cover Topf und Kochzeit: auf Hoch für 3 Minuten mehr.

4. Fügen Sie Erbsen, den Rest der Sesamsamen, grüne Zwiebeln, Tahini-Paste und Pfeffersauce, rühren, decken und Kochen Zeit: auf Low für 1 Minuten mehr.

5. In Schüsseln aufteilen und zum Frühstück servieren.

6. Genießen!

Ernährung: Kalorien 172, Fett 7, Ballaststoffe 1, Kohlenhydrate 20, Protein 6

Frühstück Burger

Zubereitungszeit: 10 Minuten

Kochzeit: 30 Minuten

Portionen: 4

Zutaten:

- 1 Tasse Pilze, gehackt
- 2 Teelöffel Ingwer, gerieben
- 1 Tasse gelbe Zwiebel, gehackt
- 1 Tasse rote Linsen
- 1 Süßkartoffel, gehackt
- 2 und 1/2 Tassen Veggie Stock
- 1/4 Tasse Hanfsamen
- 1/4 Tasse Petersilie, gehackt
- 1 Esslöffel Currypulver
- 1/4 Tasse Koriander, gehackt
- 1 Tasse schnell Hafer
- 4 Esslöffel Reismehl

Wegbeschreibungen:

1. Stellen Sie Ihren Instant Topf auf Sauté-Modus, fügen Sie Zwiebeln, Pilze und Ingwer, rühren und sautieren für 2 Minuten.

2. Linsen, Vorrat und Süßkartoffeln zugeben, rühren, abdecken und Kochzeit: auf Hoch für 6 Minuten.

3. Diese Mischung beiseite lassen, abkühlen, mit einem Kartoffelbrei zerkleinern, Petersilie, Hanf, Currypulver, Koriander, Hafer und Reismehl hinzufügen und gut rühren.

4. 8 Patties aus dieser Mischung formen, alle auf einem gefütterten Backblech anordnen, bei 375 Grad F in den Ofen einführen und auf jeder Seite 10 Minuten backen.

5. Zwischen Den Tellern aufteilen und zum Frühstück servieren.

6. Genießen!

Ernährung: Kalorien 140, Fett 3, Ballaststoffe 4, Kohlenhydrate 14, Protein 13

Kürbis Hafer

Zubereitungszeit: 10 Minuten

Kochzeit: 3 Minuten

Portionen: 6

Zutaten:

- 4 und 1/2 Tassen Wasser
- 1 und 1/2 Tassen Stahl geschnitten Hafer
- 2 Teelöffel Zimtpulver
- 1 Teelöffel Vanilleextrakt
- 1 Teelöffel allspice
- 1 und 1/2 Tasse Kürbispüree
- 1/4 Tasse Pekannüsse, gehackt

Wegbeschreibungen:

1. In Ihrem InstantTopf Wasser mit Hafer, Zimt, Vanille-Allspice und Kürbispüree mischen, rühren, abdecken und Kochzeit: auf Hoch für 3 Minuten.
2. In Schüsseln aufteilen, wieder umrühren, abkühlen und oben mit Pekannüssen servieren.
3. Genießen!

Ernährung: Kalorien 173, Fett 1, Ballaststoffe 5, Kohlenhydrate 20, Protein 6

Veggie Knödel

Zubereitungszeit: 10 Minuten

Kochzeit: 15 Minuten

Portionen: 6

Zutaten:

- 1 Esslöffel Olivenöl
- 1 Tasse Pilze, gehackt
- 1 und 1/2 Tassen Kohl, gehackt
- 1/2 Tasse Karotten, gerieben
- 1 und 1/2 Tassen Wasser
- 2 Esslöffel Sojasauce
- 1 Teelöffel Ingwer, gerieben
- 1 Esslöffel Reisweinessig
- 1 Teelöffel Sesamöl
- 12 vegane Knödelverpackungen

Wegbeschreibungen:

1. Stellen Sie Ihren Instant Topf auf Sauté-Modus, fügen Sie Olivenöl, erhitzen Sie es, fügen Sie Pilze, rühren und Kochen Zeit: für 2 Minuten.

2. Karotten, Kohl, Sojasauce und Essig zugeben, rühren und Kochen: für 3 Minuten mehr.

3. Sesamöl und Ingwer hinzufügen, umrühren und in eine Schüssel geben.

4. Ordnen Sie alle Wrapper auf einer Arbeitsfläche an, teilen Sie die Gemüsemischung, wickeln Sie sie um und versiegeln Sie sie mit etwas Wasser.

5. Fügen Sie das Wasser zu Ihrem Instant-Topf, fügen Sie Dampfer-Korb, fügen Knödel innen, Abdeckung Topf und Kochzeit: auf Hoch für 7 Minuten.

6. Zwischen Den Tellern aufteilen und zum Frühstück servieren.

7. Genießen!

Ernährung: Kalorien 100, Fett 2, Ballaststoffe 1, Kohlenhydrate 9, Protein 3

Frühstück Reisschale

Zubereitungszeit: 10 Minuten

Kochzeit: 30 Minuten

Portionen: 4

Zutaten:

- 1 Esslöffel Olivenöl
- 2 Esslöffel chana masala
- 1 rote Zwiebel, gehackt
- 1 Esslöffel Ingwer, gerieben
- 1 Esslöffel Knoblauch, gehackt
- 1 Tasse Kichererbsen
- 3 Tassen Wasser
- Eine Prise Salz und schwarzer Pfeffer
- 14 Unzen Tomaten, gehackt
- 1 und 1/2 Tassen brauner Reis

Wegbeschreibungen:

1. Stellen Sie Ihren Instant Topf auf Sauté-Modus, fügen Sie das Öl, erhitzen Sie es, fügen Sie Zwiebel, rühren und Kochen Zeit: für 7 Minuten.
2. Salz, Pfeffer, Chana Masala, Ingwer und Knoblauch zugeben, rühren und Kochen: für 1 Minute mehr.
3. Tomaten, Kichererbsen, Reis und Wasser zugeben, umrühren, abdecken und Kochen: auf Hoch für 20

Minuten.

4. Noch einmal umrühren, in Schüsseln teilen und zum Frühstück servieren.

5. Genießen!

Ernährung: Kalorien 292, Fett 4, Ballaststoffe 3, Kohlenhydrate 9, Protein 10

Tapioka Pudding

Zubereitungszeit: 10 Minuten

Kochzeit: 8 Minuten

Portionen: 4

Zutaten:

- 1/3 Tasse TapiokaPerlen
- 1/2 Tasse Wasser
- 1 und 1/4 Tassen Mandelmilch
- 1/2 Tasse Stevia
- Zest aus 1/2 Zitrone, gerieben

Wegbeschreibungen:

1. In einer hitzebeständigen Schüssel Tapioka mit Mandelmilch, Stevia und Zitronenschale mischen und gut rühren.
2. Fügen Sie das Wasser zu Ihrem Instant-Topf, fügen Sie Dampfer-Korb, und hitzebeständige Schüssel innen, Abdeckung und Kochzeit: auf Hoch für 8 Minuten.
3. Rühren Sie Ihren Pudding und servieren zum Frühstück.
4. Genießen!

Ernährung: Kalorien 187, Fett 3, Ballaststoffe 1, Kohlenhydrate 18, Protein 3

Millet und Veggie Mix

Zubereitungszeit: 10 Minuten

Kochzeit: 16 Minuten

Portionen: 4

Zutaten:

- 1 Tasse Hirse
- 1/2 Tasse Austernpilze, gehackt
- 2 Knoblauchzehen, gehackt
- 1/2 Tasse grüne Linsen
- 1/2 Tasse Bok choy, gehackt
- 2 und 1/4 Tassen Veggie Stock
- 1 Tasse gelbe Zwiebel, gehackt
- 1 Tasse Spargel, gehackt
- 1 Esslöffel Zitronensaft
- 1/4 Tasse Petersilie und Schnittlauch, gehackt

Wegbeschreibungen:

1. Stellen Sie Ihren Instant Topf auf Sauté-Modus, erhitzen Sie es, fügen Sie Knoblauch, Zwiebeln und Pilze, rühren und Kochen Zeit: für 2 Minuten.
2. Linsen und Hirse hinzufügen, rühren und Kochzeit: für ein paar Sekunden mehr.
3. Vorrat, Umrühren, Deckel und Kochzeit hinzufügen: auf Hoch für 10 Minuten.

4. Spargel und Bok Choy hinzufügen, umrühren, abdecken und alles für 3 Minuten beiseite lassen.

5. Petersilie und Schnittlauch und Zitronensaft zugeben, unterrühren, in Schüsseln teilen und zum Frühstück servieren.

6. Genießen!

Ernährung: Kalorien 172, Fett 3, Ballaststoffe 8, Kohlenhydrate 19, Protein 5

Rich Quinoa Curry

Zubereitungszeit: 10 Minuten

Kochzeit: 12 Minuten

Portionen: 6

Zutaten:

- 1 Süßkartoffel, gehackt
- 1 Brokkolikopf, Blüten getrennt
- 1 kleine gelbe Zwiebel, gehackt
- 15 Unzen Dosen Kichererbsen, entwässert
- 28 Unzen Tomatenkonserven, gehackt
- 14 Unzen Kokosmilch
- 1/4 Tasse Quinoa
- 1 Esslöffel Ingwer, gerieben
- 2 Knoblauchzehen, gehackt
- 1 Esslöffel Kurkuma, gemahlen
- 2 Teelöffel Tamarisauce
- 1 Teelöffel Chiliflocken
- 1 Teelöffel Miso

Wegbeschreibungen:

1. In Ihrem InstantTopf, mischen Sie Kartoffeln mit Brokkoli, Zwiebel, Kichererbsen, Tomaten, Milch, Quinoa, Ingwer, Knoblauch, Kurkuma, Tamari-Sauce, Chili und Miso, rühren, abdecken und Kochen Zeit: auf

Hoch für 12 Minuten.

2. Noch einmal umrühren, in Schüsseln teilen und zum Frühstück servieren.

3. Genießen!

Ernährung: Kalorien 400, Fett 20, Ballaststoffe 11, Kohlenhydrate 50, Protein 12

Netz

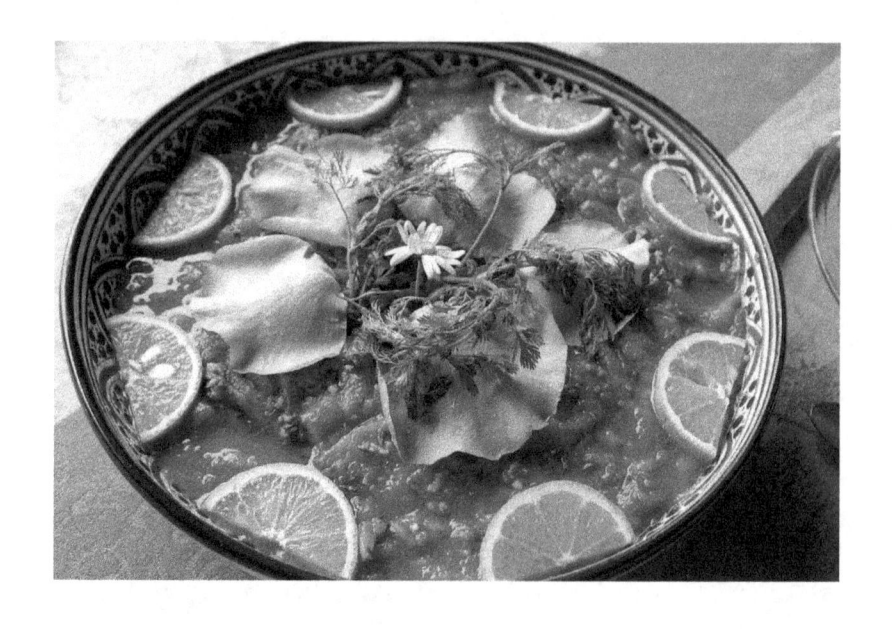

Einfacher Brokkoli-Mix

Zubereitungszeit: 10 Minuten

Kochzeit: 20 Minuten

Portionen: 4

Zutaten:

- 2 Brokkoliköpfe, Blüten getrennt
- Saft von 1/2 Zitrone
- 1 Esslöffel Olivenöl
- 2 Teelöffel süße Paprika
- Salz und schwarzer Pfeffer nach Geschmack
- 3 Knoblauchzehen, gehackt
- 1 Esslöffel Sesamsamen

Wegbeschreibungen:

1. In einer Schüssel Brokkoli mit Zitronensaft, Olivenöl, Paprika, Salz, Pfeffer und Knoblauch mischen, zu beschichten, auf den Korb Ihrer Luftfritteuse geben, Kochzeit: bei 360 Grad G für 15 Minuten, Sesamsamen bestreuen, Kochzeit: für 5 Minuten mehr und zwischen Tellern teilen.
2. Servieren Sie sofort.
3. Genießen!

Ernährung: Kalorien 156, Fett 4, Ballaststoffe 3, Kohlenhydrate 12, Protein 5

Proteinreiche Zucchini Pasta

Zubereitungszeit: 30 Minuten

Portionen: 2

Zutaten

- Pasta: 1 Tasse (nach dem Kochen
- Olivenöl: 1 EL
- Gemüsebrühe: 1/2 Tasse
- Schwarze Bohnen: 1 Tasse
- Knoblauch: 2 Nelken gehackt
- Zucchini: 1 Tasse gewürfelt
- Rote Zwiebel: 1 kleine gewürfelte
- Chili-Pulver: 1 TL
- Kümmel: 1 TL
- Salz: 1 TL
- Schwarzer Pfeffer: 1/2 TL
- Frischer Koriander: 2 EL

Wegbeschreibungen:

1. Nehmen Sie einen großen Topf und fügen Sie Olivenöl und Hitze auf mittlere Flamme
2. Zwiebel und Knoblauch in die Pfanne und Kochzeit geben: für eine Minute
3. Jetzt Zucchini, schwarze Bohnen, Kreuzkümmel, Salz, Chilipulver und Brühe hinzufügen
4. Den Löffel umrühren und kochen lassen
5. Senkung der Hitze und Abdeckung und Kochzeit: für 10 Minuten
6. In der Zwischenzeit, Kochzeit: Pasta nach Packungsanweisungen
7. Wenn Sie fertig sind, fügen Sie die Bohnen hinzu
8. Salz, Pfeffer und Koriander darüber streuen und servieren

Ernährung:

Kohlenhydrate: 28.15g

Protein: 12.35g

Fette: 8.5g

Kalorien: 287Kcal

Herbed Mushrooms

Zubereitungszeit: 10 Minuten

Kochzeit: 12 Minuten

Portionen: 3

Zutaten:

- 10 Austernpilze, Stiele entfernt
- 1 Esslöffel gemischter Oregano und Basilikum getrocknet
- 1 Esslöffel Cashewkäse, gerieben
- Ein Nieselregen von Olivenöl
- 1 Esslöffel Dill, gehackt
- Salz und schwarzer Pfeffer nach Geschmack

Wegbeschreibungen:

1. Pilze mit Salz, Pfeffer, gemischten Kräutern würzen, das Öl darüber betränkt, in die Luftfritteuse und Kochzeit legen: bei 360 Grad F für 6 Minuten.
2. Cashewkäse und Dill hinzufügen, Kochzeit: für 6 Minuten mehr, zwischen Tellern teilen und servieren.
3. Genießen!

Ernährung: Kalorien 210, Fett 7, Ballaststoffe 1, Kohlenhydrate 12, Protein 6

Garlicky Kartoffeln

Zubereitungszeit: 10 Minuten

Kochzeit: 40 Minuten

Portionen: 3

Zutaten:

- 3 große Kartoffeln, geschält und in Keile geschnitten
- Salz und schwarzer Pfeffer nach Geschmack
- 2 Esslöffel Olivenöl
- 1 Teelöffel süße Paprika
- 2 Esslöffel Knoblauch, gehackt
- 1 Esslöffel Petersilie, gehackt

Wegbeschreibungen:

1. Die Kartoffeln in den Korb Ihrer Luftfritteuse geben, Salz, Pfeffer, Knoblauch, Petersilie, Paprika und Öl dazugeben, zu beschichten und die Kochzeit zu erhöhen: bei 392 Grad F für 40 Minuten.
2. Teilen Sie sie zwischen Tellern und servieren heiß.
3. Genießen!

Ernährung: Kalorien 123, Fett 1, Ballaststoffe 2, Kohlenhydrate 21, Protein 3

Französisch Pilz Mix

Zubereitungszeit: 10 Minuten

Kochzeit: 25 Minuten

Portionen: 4

Zutaten:

- 2 Pfund Pilze, halbiert
- 2 Teelöffel Kräuter de Provence
- 1/2 Teelöffel Knoblauchpulver
- 1 Esslöffel Olivenöl

Wegbeschreibungen:

1. Erhitzen Sie eine Pfanne mit dem Öl bei mittlerer Hitze, fügen Sie Kräuter hinzu und erhitzen Sie sie für 2 Minuten.
2. Pilze und Knoblauchpulver zugeben, rühren, Pfanne in den Korb Ihrer Luftfritteuse und Kochzeit einführen: bei 360 Grad F für 25 Minuten.
3. Zwischen Tellern aufteilen und servieren.
4. Genießen!

Ernährung: Kalorien 152, Fett 2, Ballaststoffe 4, Kohlenhydrate 9, Protein 7

Rohe Knoblauch Tomatensauce Spaghetti

Zubereitungszeit: 15 Minuten

Portionen: 2

Zutaten

- Spaghetti: 1 Tasse (nach dem Kochen
- Kirschtomaten: 4 halbiert
- Frühlingszwiebeln: 3 gehackte
- Knoblauch: 3 Nelken gehackt
- Essig: 3 EL
- Olivenöl: 2 EL
- Tabasco: 5 Striche
- Salz: nach Ihrem Geschmack
- Pfeffer: nach Ihrem Geschmack
- Basilikum: 2 EL gerissen

Wegbeschreibungen:

1. Nehmen Sie eine Schüssel und fügen Sie in Kirschtomaten, gehackten Knoblauch, Olivenöl, Essig, Tabasco, Frühlingszwiebeln, und viel Salz und Pfeffer
2. Kochzeit: Spaghetti nach Packungsanleitung
3. Die Nudeln abtropfen lassen, aber 2 Esslöffel Wasser aufbewahren und der Sauce hinzufügen
4. Mischen Sie die Sauce, indem Sie Tomaten entfernen
5. Pasta in die Sauce geben und in Tomaten mischen

6. Top mit Basilikum und servieren

Ernährung:

Kohlenhydrate: 21.8g

Protein: 8.45g

Fette: 15.95g

Kalorien: 379Kcal

Leckereve Veggie Mix

Zubereitungszeit: 10 Minuten

Kochzeit: 15 Minuten

Portionen: 4

Zutaten:

- 2 rote Zwiebeln, in Stücke geschnitten
- 2 Zucchinis, in mittlere Stücke geschnitten
- 3 Tomaten, in Keile geschnitten
- 1/4 Tasse schwarze Oliven, entsteint und in Hälften geschnitten
- 1/4 Tasse Olivenöl
- Salz und schwarzer Pfeffer nach Geschmack
- 1 Knoblauchzehe, gehackt
- 1 Esslöffel Senf
- 1 Esslöffel Zitronensaft
- 1/2 Tasse Petersilie, gehackt

Wegbeschreibungen:

1. In der Pfanne der Luft fritteuse, Zwiebel mit Zucchini, Oliven, Tomaten, Salz, Pfeffer, Öl, Knoblauch, Senf und Zitronensaft, werfen, Deckel und Kochzeit mischen: bei 370 Grad F für 15 Minuten.
2. Petersilie hinzufügen, hin- und runterlegen, zwischen Tellern aufteilen und servieren.

3. Genießen!

Ernährung: Kalorien 210, Fett 1, Ballaststoffe 4, Kohlenhydrate 7, Protein 11

Kartoffeleintopf

Zubereitungszeit: 10 Minuten

Kochzeit: 25 Minuten

Portionen: 4

Zutaten:

- 2 Karotten, gehackt
- 6 Kartoffeln, gehackt
- Salz und schwarzer Pfeffer nach Geschmack
- 1 Quart Veggie Lager
- 1/2 Teelöffel geräucherter Paprika
- Eine Handvoll Thymian, gehackt
- 1 Esslöffel Petersilie, gehackt

Wegbeschreibungen:

1. In der Luft Fritteuse Karotten, Kartoffeln, Stock, Salz, Pfeffer, Paprika, Petersilie und Thymian mischen, rühren und Kochen Zeit: bei 375 Grad F für 25 Minuten.
2. In Schüsseln aufteilen und sofort servieren.
3. Genießen!

Ernährung: Kalorien 200, Fett 5, Ballaststoffe 1, Kohlenhydrate 20, Protein 14

Rote Pesto Pasta

Zubereitungszeit: 10 Minuten

Portionen: 4

Zutaten

- Pasta: 4 Tassen gekocht
- Rotkohl: 1 Kopf klein
- Knoblauch: 2 Nelken
- Zitronensaft: 3 EL
- Pfeffer: 1/2 TL
- Gemahlene Mandeln: 2 EL
- Natives Olivenöl extra: 3 EL
- Salz: nach Ihren Wünschen
- Chilisauce: 1 EL

Wegbeschreibungen:

1. Bereiten Sie Pasta nach Packungsanweisungen vor
2. Kohl im Ofen 10 Minuten bei 160C braten

3. Nehmen Sie einen Mixer und fügen Sie alle Zutaten einschließlich gerösteten Kohl

4. Mischen Sie sie gut

5. Nudeln auf die Paste mischen und mit mehr Salz und Pfeffer abschmecken

Ernährung:

Kohlenhydrate: 31.8g

Protein: 13.8g

Fette: 35.2g

Kalorien: 468Kcal

Griechischer Veggie Mix

Zubereitungszeit: 10 Minuten

Kochzeit: 20 Minuten

Portionen: 4

Zutaten:

- Eine Handvoll Kirschtomaten, halbiert
- Salz und schwarzer Pfeffer nach Geschmack
- 1 Parsnip, grob gehackt
- 1 Zucchini, grob gehackt
- 1 grüne Paprika, in Streifen geschnitten
- 1 Karotte, in Scheiben geschnitten
- 2 Esslöffel Stevia

- 1 Esslöffel Petersilie, gehackt
- 2 Teelöffel Knoblauch, gehackt
- 6 Esslöffel Olivenöl
- 1 Teelöffel Senf

Wegbeschreibungen:

1. In der Luft fritteuserungsfrei zu zucchini mit Paprika, Parsnip, Karotten, Tomaten, der Hälfte des Öls, Salz und Pfeffer und Kochzeit: bei 360 Grad F für 15 Minuten.

2. In einer Schüssel den Rest des Öls mit Salz, Pfeffer, Stevia, Senf, Petersilie und Knoblauch und Schneebesen mischen

3. Gießen Sie dies über Gemüse, werfen zu beschichten, Kochzeit: für 5 Minuten mehr bei 375 Grad F, zwischen Tellern teilen und servieren.

4. Genießen!

Ernährung: Kalorien 234, Fett 2, Ballaststoffe 4, Kohlenhydrate 12, Protein 7

Squash Stew

Zubereitungszeit: 10 Minuten

Kochzeit: 30 Minuten

Portionen: 8

Zutaten:

- 2 Karotten, gehackt
- 1 gelbe Zwiebel, gehackt
- 2 Selleriestiele, gehackt
- 2 grüne Äpfel, entkernt, geschält und gehackt
- 4 Knoblauchzehen, gehackt
- 2 Tassen Butternusskürbis, geschält und gewürfelt
- 6 Unzen Dosen Kichererbsen, entwässert
- 6 Unzen Dosen schwarze Bohnen, entwässert
- 7 Unzen Kokosmilch in Dosen
- 2 Teelöffel Chilipulver
- 1 Teelöffel Oregano, getrocknet
- 1 Esslöffel Kreuzkümmel, gemahlen
- 2 Tassen Veggie Stock
- 2 Esslöffel Tomatenmark
- Salz und schwarzer Pfeffer nach Geschmack
- 1 Esslöffel Koriander, gehackt

Wegbeschreibungen:

1. In der Luft Fritteuse Karotten mit Zwiebeln, Sellerie, Äpfeln, Knoblauch, Squash, Kichererbsen, schwarzen Bohnen, Kokosmilch, Chilipulver, Oregano, Kreuzkümmel, Stock, Tomatenmark, Salz und Pfeffer mischen, rühren, abdecken und Kochen Zeit: bei 370 Grad F für 30 Minuten

2. Koriander hinzufügen, rühren, in Schüsseln teilen und heiß servieren.

3. Genießen!

Ernährung: Kalorien 332, Fett 6, Ballaststoffe 8, Kohlenhydrate 12, Protein 6

Mais mit Tofu

Zubereitungszeit: 10 Minuten

Kochzeit: 15 Minuten

Portionen: 4

Zutaten:

- 4 Tassen Mais
- Salz und schwarzer Pfeffer nach Geschmack
- 1 Esslöffel Olivenöl
- Saft von 2 Limetten
- 2 Teelöffel geräucherter Paprika
- 1/2 Tasse weicher Tofu, zerbröselt

Wegbeschreibungen:

1. In der Luft Fritteuse Öl mit Mais, Salz, Pfeffer, Limettensaft und Paprika mischen, gut werfen, abdecken und Kochzeit: bei 400 Grad F für 15 Minuten.
2. Zwischen Tellern aufteilen, Tofu zerbröseln und heiß servieren.
3. Genießen!

Ernährung: Kalorien 160, Fett 2, Ballaststoffe 2, Kohlenhydrate 12, Protein 4

"Gebackene" Kartoffeln

Zubereitungszeit: 10 Minuten

Kochzeit: 40 Minuten

Portionen: 3

Zutaten:

- 3 große Backkartoffeln
- 1 Teelöffel Dill, gehackt
- 1 Esslöffel Knoblauch, gehackt
- Salz und schwarzer Pfeffer nach Geschmack
- 2 Esslöffel Olivenöl

Wegbeschreibungen:

1. Kartoffeln mit Gabel anbraten, mit Salz und Pfeffer nach Geschmack würzen, mit Öl, Knoblauch und Dill reiben, in den Korb Ihrer Luftfritteuse und Kochzeit legen: bei 392 Grad F für 40 Minuten.

2. Teilen Sie sie zwischen Denkplatten und servieren.

3. Genießen!

Ernährung: Kalorien 130, Fett 2, Ballaststoffe 3, Kohlenhydrate 23, Protein 4

Chinesischer Tofu Mix

Zubereitungszeit: 10 Minuten

Kochzeit: 20 Minuten

Portionen: 5

Zutaten:

- 2 Pfund fester Tofu, gepresst und in mittlere Würfel geschnitten
- 1 Esslöffel Sesamöl
- 3 Esslöffel Kokos-Aminos
- 1/2 Tasse Veggie Lager
- 1 Tasse Ananassaft
- 1/4 Tasse Reisessig
- 2 Esslöffel Stevia
- 1 Esslöffel Ingwer, gerieben
- 3 Knoblauchzehen, gehackt
- 6 Ananasringe

Wegbeschreibungen:

1. In der Luft fritteuse, Tofu mit Sesamöl, Kokosnuss-Aminos, Stock, Ananassaft, Essig, Stevia, Ingwer, Knoblauch und Ananasringe mischen, rühren, abdecken und bei 366 Grad F für 20 Minuten
2. In Schüsseln aufteilen und servieren.
3. Genießen!

Ernährung: Kalorien 231, Fett 5, Ballaststoffe 7, Kohlenhydrate 16, Protein 4

Indischer Blumenkohl Mix

Zubereitungszeit: 10 Minuten

Kochzeit: 20 Minuten

Portionen: 4

Zutaten:

- 3 Tassen Blumenkohl Blüten
- Salz und schwarzer Pfeffer nach Geschmack
- Ein Nieselregen von Olivenöl
- 1/2 Tasse Veggie Lager
- 1/4 Teelöffel Kurkuma Pulver
- 1 und 1/2 Teelöffel rotes Chilipulver
- 1 Esslöffel Ingwerpaste
- 2 Teelöffel Zitronensaft
- 2 Esslöffel Wasser

Wegbeschreibungen:

1. In der Pfanne ihrer Luft fritteuse, vorrätig mit Blumenkohl, Öl, Salz, Pfeffer, Kurkuma, Chilipulver, Ingwerpaste, Zitronensaft und Wasser, rühren, abdecken und Kochzeit: bei 400 Grad F für 10 Minuten und bei 360 Grad F für weitere 10 Minuten.

2. Zwischen Schalen aufteilen und servieren.

3. Genießen!

Ernährung: Kalorien 150, Fett 1, Ballaststoffe 2, Kohlenhydrate 12, Protein 3

Tomateneintopf

Zubereitungszeit: 10 Minuten

Kochzeit: 20 Minuten

Portionen: 6

Zutaten:

- 1 grüne Paprika, gehackt
- 1 Tasse Okra
- 1 kleine gelbe Zwiebel, gehackt
- 2 Knoblauchzehen, gehackt
- 3 Sellerierippen, gehackt
- 16 Unzen Tomatenkonserven, grob gehackt
- 1 und 1/2 Tassen Veggie Stock
- 1/2 Teelöffel Paprika
- Eine Prise Salz und schwarzer Pfeffer

Wegbeschreibungen:

1. In der Luft Fritteuse Paprika mit Okra, Zwiebel, Knoblauch, Sellerie, Tomaten, Stock, Paprika, Salz und Pfeffer mischen, rühren, abdecken und Kochzeit: bei

360 Grad F für 20 Minuten

2. In Schüsseln aufteilen und heiß servieren.

3. Genießen!

Ernährung: Kalorien 232, Fett 4, Ballaststoffe 6, Kohlenhydrate 12, Protein 4

Zucchini und Squash Salat

Zubereitungszeit: 10 Minuten

Kochzeit: 25 Minuten

Portionen: 4

Zutaten:

- 6 Teelöffel Olivenöl
- 1 Pfund Zucchinis, in Halbmonde geschnitten
- 1/2 Pfund Karotten, gewürfelt
- 1 gelber Squash, in Stücke geschnitten
- Salz und weißer Pfeffer nach Geschmack
- 1 Esslöffel Estragon, gehackt
- 2 Esslöffel Tomatenmark

Wegbeschreibungen:

1. In der Pfanne Ihrer Luft fritteuse, Öl mit Zucchinis, Karotten, Squash, Salz, Pfeffer, Estragon und

Tomatenmark, Deckel und Kochzeit mischen: bei 400 Grad F für 25 Minuten.

2. Zwischen Tellern aufteilen und servieren.

3. Genießen!

Ernährung: Kalorien 170, Fett 2, Ballaststoffe 2, Kohlenhydrate 12, Protein 5

Chinesische grüne Bohnen Mix

Zubereitungszeit: 10 Minuten

Kochzeit: 30 Minuten

Portionen: 6

Zutaten:

- 1 Pfund grüne Bohnen, halbiert
- 1 Tasse Ahornsirup
- 1 Tasse Tomatensauce
- 4 Esslöffel Stevia
- 1/4 Tasse Tomatenmark
- 1/4 Tasse Senf
- 1/4 Tasse Olivenöl
- 1/4 Tasse Apfelessig
- 2 Esslöffel Kokos-Aminos

Wegbeschreibungen:

1. In der Luftfritteuse Bohnen mit Ahornsirup, Tomatenmark, Stevia, Tomatenmark, Senf, Öl, Essig und Aminos mischen, rühren, abdecken und Kochzeit: bei 365 Grad F für 35 Minuten.

2. In Schüsseln aufteilen und heiß servieren.

3. Genießen!

Ernährung: Kalorien 23, Fett 7, Ballaststoffe 12, Kohlenhydrate 17, Protein 13

Proteinreiche Kichererbsen Pasta

Zubereitungszeit: 30 Minuten

Portionen: 2

Zutaten

- Pasta: 1 Tasse
- Olivenöl: 1 EL
- Kichererbsen: 1 Tasse Dose
- Knoblauch: 2 Nelken gehackt
- Knoblauch: 1 EL gehackt
- Rote Zwiebel: 1 kleine gewürfelte
- Kümmel: 1 TL
- Salz: 1 TL
- Pfeffer: 1/2 TL

- Hummus: 1/2 Tasse

Wegbeschreibungen:

1. Kochzeit: Pasta nach Packungsanleitung
2. Nehmen Sie einen großen Topf und fügen Sie Olivenöl und Hitze auf mittlere Flamme
3. Zwiebel, Ingwer und Knoblauch in die Pfanne und Kochzeit geben: für 2-4 Minuten
4. Jetzt Kichererbsen, Kreuzkümmel, Salz und Pfeffer hinzufügen
5. Den Löffel rühren und Nudeln hinzufügen
6. Hitze und Abdeckung und Kochzeit senken: 2 Minuten lang mischen und in Hummus mischen und servieren

Ernährung:

Kohlenhydrate: 61.8g

Protein: 18.9g

Fette: 18.9g

Kalorien: 488Kcal

SIDES UND SALADS

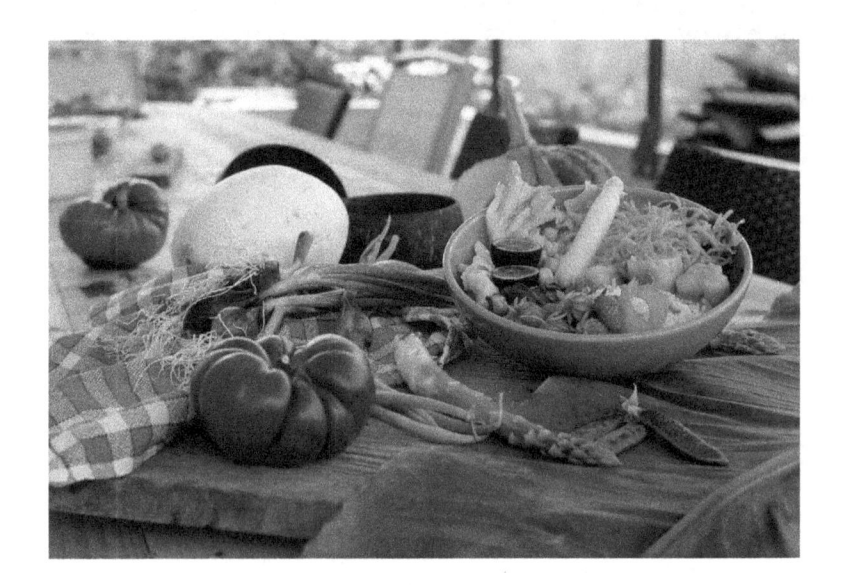

Gebratene Olivenöl Tomaten

Zubereitungszeit: 1 Stunde 50 Minuten

Portionen: 5

Zutaten

- Kirschtomaten auf der Rebe: 4-6 Trauben
- Buchtblätter: 6
- Olivenöl: 200ml
- Knoblauch: 1 ganze Glühbirne in 1/2 geschnitten
- Knuspriges Brot erwärmt, um zu dienen

Wegbeschreibungen:

1. Den Ofen auf 150C erhitzen
2. Knoblauch und Tomaten in eine Backform geben, jetzt Lorbeerblätter hinzufügen und würzen
3. Das Olivenöl auf eine Backform gießen und mit Folie bedecken
4. Lassen Sie es für 1 1/2 Stunde backen und dann mit knusprigem Brot servieren

Ernährung:

Kohlenhydrate: 4.6g

Protein: 1.3g

Fette: 33.6g

Kalorien: 328Kcal

Gebratener Brokkoli mit Erdnüssen und Kecap Manis

Zubereitungszeit: 40 Minuten

Portionen: 4

Zutaten

- Brokkoli: ein großer Kopf gewürfelt
- Pflanzenöl: 1 EL
- Kecap manis: 4 EL
- Frühlingszwiebeln: 2 in Scheiben geschnitten
- Geriebener Knoblauch: 2 Nelken
- Sesamöl: 2 EL
- Ingwer: 1 EL gerieben
- Getrocknete Chiliflocken: eine Prise
- Gesalzene Erdnüsse: eine Handvoll grob gehackt
- Reiseessig: 3 EL
- Koriander: 1/2 Tasse gehackt
- Konfinkige knusprige Zwiebeln: 3 EL
- Wasser: 50ml
- Gekochter Jasminreis zum Servieren

Wegbeschreibungen:

1. Den Ofen auf 180C vorheizen
2. Nehmen Sie eine große Pfanne und fügen Sie Öl und braten Brokkoli in Chargen und auf Backblech verteilen

3. In der gleichen Pfanne Knoblauch, Ingwer und Chiliflocken für eine Minute braten und dann Reisessig, Manis, Sesamöl und Wasser hinzufügen

4. Gießen Sie all diese Mischung über Brokkoli und Decken mit Folie

5. Den Brokkoli 20 Minuten im Ofen braten

6. Knusprige Zwiebeln und gesalzene Erdnüsse vermischen und über gekochten Brokkoli streuen

7. Top mit Koriander und mit Reis servieren

Ernährung:

Kohlenhydrate: 22,5 g

Protein: 9,4 g

Fette: 12.8 g

Kalorien:258 Kcal

Gebratene Parsnips mit Zhoug

Zubereitungszeit: 35 Minuten

Portionen: 4

Zutaten

- Parsnips: 4 dick geschnitten
- Salz und Pfeffer: nach Ihrem Geschmack
- Olivenöl: 1 EL

Für die Zhoug:

- Flachblättrige Petersilie: 1/2 Tasse gehackt
- Koriander: 1/2 Tasse gehackt
- Essig: 1 EL
- Grüne Chili: 1 gehackt
- Knoblauch:1/2 Nelken gehackt
- Gemahlener Kreuzkümmel: 1/2 TL

Wegbeschreibungen:

1. Den Ofen auf 200C vorheizen
2. Nehmen Sie ein Backblech und legen Sie Parsnips
3. Öl putzen und Salz und Pfeffer bestreuen
4. Backen Sie für 25-30 Minuten, bis sie zart
5. In der Zwischenzeit alle zhoug Zutaten in die Küchenmaschine geben und
6. Fügen Sie 3-4 Esslöffel Wasser bei Bedarf hinzu

7. Gebratene Parsnips mit zhoug servieren

Ernährung:

Kohlenhydrate: 24g

Protein: 1.6g

Fette: 3.9g

Kalorien: 141Kcal

Gebratene Knoblauch Toasts

Zubereitungszeit: 45 Minuten

Portionen: 4

Zutaten

- Ganze Zwiebeln Knoblauch: 4
- Olivenöl: 400ml
- Kirschtomaten: 300g halbiert
- Sprigs Thymian: 6
- Sauerteig geröstet: 4 Scheiben

Wegbeschreibungen:

1. Den Ofen auf mittlere Hitze vorheizen
2. Den Knoblauch horizontal schneiden und Thymian und Salz bestreuen und in die mit Öl gefüllte Schüssel geben
3. In den Ofen stellen und Kochzeit: 25 Minuten lang, bis Der Knoblauch weich wird
4. Aus dem Ofen nehmen und auf den gerösteten Sauerteig verteilen
5. Top mit Kirschtomaten und servieren

Ernährung:

Kohlenhydrate: 38 g

Protein: 8,8 g

Fette: 18,2 g

Kalorien: 358 Kcal

Gerösteter Rotkohl Pesto

Zubereitungszeit: 10 Minuten

Portionen: 4 als Beilage

Zutaten

- Rotkohl: 1 Kopf klein
- Knoblauch: 2 Nelken
- Zitronensaft: 3 EL
- Gemahlene Mandeln: 2 EL
- Natives Olivenöl extra: 3 EL
- Salz: nach Ihren Wünschen
- Chilisauce: 1 EL

Wegbeschreibungen:

1. Kohl im Ofen 10 Minuten bei 160C braten
2. Nehmen Sie einen Mixer und fügen Sie alle Zutaten einschließlich gerösteten Kohl
3. Mischen Sie sie gut
4. Mit knusprigen Chips servieren

Ernährung:

Kohlenhydrate: 11.8g

Protein: 10.4g

Fette: 34.2g

Kalorien: 366Kcal

SOUPS UND STEWS

Greens And Beans Soup

Zubereitungszeit: 15 Minuten Kochzeit: 0 Minuten Portionen: 4

Zutaten

- 1 Esslöffel Olivenöl
- 1 mittelgroße Zwiebel, gehackt
- 3 große Knoblauchzehen, gehackt
- 11/2 Tassen gekocht oder 1 (15,5-Unzencan Cannellini Bohnen, entwässert und gespült
- 11/2 Tassen gekocht oder 1 (15,5-Unzencan dunkelrote Kidneybohnen, entwässert und gespült
- 5 Tassen Gemüsebrühe, hausgemacht (siehe Light Vegetable Brothor Store gekauft, oder Wasser
- 1/4 Teelöffel zerkleinerter roter Pfeffer
- Salz und frisch gemahlener schwarzer Pfeffer
- 3 Tassen grob gehackter Schweizer Mangold

- 3 Tassen grob gehackter Grünkohl

Wegbeschreibungen

1. In einem großen Suppentopf das Öl bei mittlerer Hitze erhitzen. Zwiebel, Deckel und Kochzeit hinzufügen: bis erweicht, ca. 5 Minuten. Fügen Sie den Knoblauch und kochen, ungedeckt, 1 Minute.

2. Die Bohnen, die Brühe, den zerkleinerten roten Pfeffer und das Salz und den schwarzen Pfeffer nach Geschmack unterrühren und zum Kochen bringen. Reduzieren Sie die Hitze auf ein köcheln, ungedeckt, und rühren Sie in den Grüns. Weiter zur Kochzeit: bis die Grüns zart sind, 15 bis 20 Minuten. Heiß servieren.

Schwarze Bohnen und Kartoffelsuppe

Zubereitungszeit: 50 Minuten

Portionen: 4

Zutaten

- Kartoffeln: 2 Tassen geschält und gewürfelt
- Schwarze Bohnendose: 2 Tassen gespült und entwässert
- Kale: 1 Tasse gehackt
- Zwiebel: 1 Medium fein gehackt
- Knoblauch: 4 Nelken gehackt
- Olivenöl: 2 TL
- Frische Rosmarinblätter: 2 EL gehackt
- Gemüsebrühe: 4 Tassen
- Salz und gemahlener schwarzer Pfeffer: nach Ihrem Geschmack

Wegbeschreibungen:

1. Nehmen Sie einen großen Topf und fügen Sie Öl
2. Bei mittlerer Hitze Zwiebeln und Kochzeit hinzufügen: für 6-8 Minuten
3. Ein dd Rosmarin und Knoblauch und rühren für eine Minute
4. Kartoffeln mit Salz und Pfeffer zugeben und zwei Minuten sautieren

5. Gemüsebrühe gießen und zum Kochen bringen

6. Hitze und Kochzeit senken: 30 Minuten lang, bis die Kartoffeln weich werden

7. Mit der Rückseite des Löffels maische ein paar Kartoffeln

8. Grünkohl und Bohnen in die Suppe geben und wieder Kochen: für 5 Minuten, bis sie zart sind

9. Die Suppe von der Hitze nehmen und mit Salz und Pfeffer abschmecken

Ernährung:

Kohlenhydrate: 45,25 g

Protein: 10,4 g

Fette: 8.7 g

Kalorien: 264 Kcal

Bohnen mit Garam Masala Broth

Zubereitungszeit: 40 Minuten

Portionen: 2

Zutaten

- Rote Linsen: 1 Tassen
- Tomaten: 1 Tasse Dose gewürfelt
- Bohnen: 1 Tasse kann gespült und entwässert
- Garam Masala: 1 EL
- Pflanzenöl: 2 EL
- Zwiebel: 1 Tasse gehackt
- Knoblauch: 3 Nelken gehackt
- Gemahlener Kreuzkümmel: 2 EL
- Geräucherter Paprika: 1 TL
- Sellerie: 1 Tasse gehackt
- Meersalz: 1 TL
- Limettensaft und Schale: 3 EL
- Frischer Koriander: 3 EL gehackt
- Wasser: 2 Tassen

Wegbeschreibungen:

1. Nehmen Sie einen großen Topf und fügen Sie Öl hinzu
2. Auf der mittleren Flamme Knoblauch, Sellerie und Zwiebel hinzufügen

3. Salz, Garam Masala hinzufügen und Kreuzkümmel zu ihnen geben und 5 Minuten rühren, bis sie braun werden

4. Wasser, Linsen und Tomaten mit dem Saft zugeben und zum Kochen bringen

5. Zum Kochen bringen und 25-30 Minuten bei niedriger Flamme erhitzen

6. Limettensaft und Schale und Bohnen Ihrer Wahl zugeben und rühren

7. Mit Koriander oben servieren

Ernährung:

Kohlenhydrate: 51,5 g

Protein: 19,1 g

Fette: 15.3 g

Kalorien: 420 Kcal

Jamaikanische Rote Bein Eintopf

Zubereitungszeit: 10 Minuten Kochzeit: 40 Minuten Portionen: 4

Zutaten

- 1 Esslöffel Olivenöl
- 1 mittelgroße gelbe Zwiebel, gehackt
- 2 große Karotten, in 1-Zoll-Scheiben geschnitten
- 2 Knoblauchzehen, gehackt
- 1 große Süßkartoffel, geschält und in 1-Zoll-Würfel geschnitten
- 1/4 Teelöffel zerkleinerter roter Pfeffer
- 3 Tassen gekocht oder 2 (15,5-Unzen-Dosen dunkelrote Kidneybohnen, entwässert und gespült
- 1 (14,5-Unzencan gewürfelte Tomaten, entwässert
- 1 Teelöffel heißes oder mildes Currypulver
- 1 Teelöffel getrockneter Thymian
- 1/4 Teelöffel gemahlenes Allspice
- 1/2 Teelöffel Salz
- 1/4 Teelöffel frisch gemahlener schwarzer Pfeffer
- 1/2 Tasse Wasser
- 1 (13,5-Unzenkannung ungesüßte Kokosmilch

Wegbeschreibungen

1. In einem großen Topf das Öl bei mittlerer Hitze erhitzen. Zwiebel und Karotten, Deckel und Kochzeit hinzufügen: bis erweicht, 5 Minuten.

2. Knoblauch, Süßkartoffel und zerkleinerten Paprika dazugeben. Kidneybohnen, Tomaten, Currypulver, Thymian, Gewürz, Salz und schwarzen Pfeffer unterrühren.

3. Das Wasser unterrühren, abdecken und köcheln lassen, bis das Gemüse zart ist, ca. 30 Minuten. Die Kokosmilch unterrühren und 10 Minuten lang ungedeckt köcheln lassen, um Aromen zu mischen und die Sauce zu verdicken. Wenn eine dickere Sauce gewünscht wird, pürieren Sie etwas von dem Gemüse mit einem Tauchmixer. Sofort servieren.

Braune Linsen Tomatensuppe

Zubereitungszeit: 40 Minuten

Portionen: 2

Zutaten

- Braune Linsen: 1 Tasse
- Zerkleinerte Tomaten: 2 Tassen
- Zwiebel: 1 gewürfelt
- Ingwer: 1 EL Paste
- Knoblauch: 1 EL Paste
- Pflanzenöl: 2 EL
- Wasser: 4 Tassen
- Italienische Kräuterwürze: 1 EL
- Salz & Pfeffer: nach Ihrem Geschmack

Wegbeschreibungen:

1. Nehmen Sie einen großen Topf und fügen Sie Öl auf einer mittleren Flamme
2. Zwiebel und Ingwer und Knoblauchpaste zugeben und 3-4 Minuten sautieren
3. Wasser gießen und zum Kochen bringen
4. Linsen und Salz zugeben und zum Kochen bringen
5. Senkung der Hitze auf Medium und Kochzeit: für 20 Minuten mit Teilabdeckung
6. Jetzt fügen Sie zerkleinerte Tomaten zu den Linsen

zusammen mit Kräuterwürze und Pfeffer

7. Kochzeit: bei niedriger Flamme für 15 Minuten

8. Fügen Sie die Mischung zum Hochgeschwindigkeitsmixer hinzu, um Püree zu machen

9. Salz und Pfeffer hinzufügen, um den Geschmack zu erhöhen

Ernährung:

Kohlenhydrate: 30.8g

Protein: 12.7g

Fette: 15.2g

Kalorien: 323.2Kcal

Brokkoli Maissuppe

Zubereitungszeit: 40 Minuten

Portionen: 2

Zutaten

- Mais: 2 Tassen können
- Brokkoli: 1 Tasse
- Kartoffel: 1 Tasse
- Spinat: 3 Tassen
- Knoblauch: 4 Nelken
- Ingwerwurzel: 1 EL geriebene
- Frühlingszwiebel: 4
- Kurkuma: 1 TL
- Zitronensaft: 2 EL
- Koriander: 1/4 Tasse gehackt
- Gemahlener Koriander: 1 TL
- Gemahlener Kreuzkümmel: 1 TL
- Salz und Pfeffer: nach Ihrem Geschmack
- Olivenöl: 2 EL
- Gemüsebrühe: 4 Tassen

Wegbeschreibungen:

1. In einem großen Topf und erhitzen Olivenöl
2. Knoblauch zerkleinern und weißen Teil der grünen

Zwiebel hacken und eine Minute sautieren

3. Koriander, Kreuzkümmel, Ingwer und Kurkuma zugeben und eine Minute braten

4. Kartoffeln schälen und würfeln, Spinat waschen und Brokkoliblüten trennen und in die Pfanne geben

5. 5 Minuten sauté und Gemüsebrühe hinzufügen

6. Kochen und 20 Minuten bei niedriger Flamme erhitzen

7. Die Suppe gut vermischen und mit Salz und Pfeffer abschmecken

8. Top mit Mais, Zitronensaft und Korianderblättern

Ernährung:

Kohlenhydrate: 24.35g

Protein: 4.7g

Fette: 7.95g

Kalorien: 167.5Kcal

Black Bean Cashew Suppe

Zubereitungszeit: 35 Minuten

Portionen: 3

Zutaten

- Schwarze Bohnen: 1 Tasse Dose
- Cashew-Nüsse: 1/2 Tasse
- Spinat: 2 Tassen gehackt
- Zwiebel: 1 mittel
- Frisch geriebener Ingwer: 2 EL
- Currypulver: 1 EL mild
- Gemüsebrühe: 2 Tassen
- Olivenöl: 2 EL
- Zitronensaft: nach Ihrem Geschmack
- Knoblauch: 3 Nelken
- Salz: nach Ihrem Geschmack
- Frischer Koriander: 2 EL

Wegbeschreibungen:

1. Nehmen Sie eine große Pfanne und fügen Sie Olivenöl
2. Zwiebel und Knoblauch hinzufügen und eine Minute braten und Currypulver und Ingwer dazugeben
3. Weiter braten für 5 Minuten, um Zwiebel weich zu machen

4. Spinat und Gemüsebrühe und Kochzeit hinzufügen: auf mittlerer Flamme für 10 Minuten

5. Jetzt mit dem Handmixer mischen

6. In Scheiben geschnittene Cashews und schwarze Bohnen hinzufügen

7. Wasser hinzufügen und 5 Minuten köcheln lassen

8. Mit Zitronensaft und frischem Koriander oben servieren

Ernährung:

Kohlenhydrate: 44.5g

Protein:21.7g

Fette: 20.26g

Kalorien: 312.66Kcal

Hearty Chili

Zubereitungszeit: 10 Minuten Kochzeit: 15 Minuten Portionen: 4

Zutaten

- 1 Zwiebel, gewürfelt
- 2 bis 3 Knoblauchzehen, gehackt
- 1 Teelöffel Olivenöl oder 1 bis 2 Esslöffel Wasser, Gemüsebrühe oder Rotwein
- 1 (28-Unzen-Tomaten
- 1/4 Tasse Tomatenmark oder zerkleinerte Tomaten
- 1 (14-Unzencan Kidney-Bohnen, gespült und entwässert, oder 1 1/2 Tassen gekocht
- 2 bis 3 Teelöffel Chilipulver
- 1/4 Teelöffel Meersalz
- 1/4 Tasse frischer Koriander oder Petersilienblätter

Wegbeschreibungen

1. Vorbereitung der Zutaten.
2. In einem großen Topf die Zwiebel und den Knoblauch im Öl anbraten, ca. 5 Minuten. Sobald sie weich sind, fügen Sie die Tomaten, Tomatenmark, Bohnen und Chilipulver. Mit dem Salz abschmecken.
3. Lassen Sie mindestens 10 Minuten köcheln, oder so lange Sie möchten. Die Aromen werden besser, je

länger es köchelt, und es ist noch besser als Reste.

4. Mit Koriander garnieren und servieren.

Ernährung: Kalorien: 160; Protein: 8g; Gesamtfett: 3g;
Gesättigte Fettsäuren: 11g; Kohlenhydrate: 29g; Faser: 7g

Schwarze Bohnen Veggie Suppe

Zubereitungszeit: 45 Minuten

Portionen: 4

Zutaten

- Kartoffeln: 3 Tassen gehackt
- Schwarze Bohnen: 1 Tasse kann gespült und entwässert werden
- Sellerie: 4 Stiele in Scheiben geschnitten
- Frischer Rosmarin: 3 Zweige
- Karotten: 4 große in Scheiben geschnitten
- Pflanzenöl: 2 EL
- Knoblauch: 2 Nelken gehackt
- Schalotten: 2 klein gewürfelt
- Gemüsebrühe: 4 Tassen
- Brokkoli: 1 Tasse Blüten
- Kale: 1 Tasse gehackt
- Salz und schwarzer Pfeffer: nach Bedarf

Wegbeschreibungen:

1. Nehmen Sie einen großen Topf und fügen Sie Öl hinzu
2. Auf der mittleren Flamme Schalotten, Knoblauch, Sellerie und Zwiebel hinzufügen
3. Fügen Sie Salz und Pfeffer zu ihnen und rühren Für 5 Minuten, bis sie braun werden

4. Nun Kartoffeln und Brokkoli dazugeben und wieder mit Salz und Pfeffer abschmecken und zwei Minuten sautieren

5. Gemüsebrühe gießen und Rosmarin hinzufügen und die Mischung zum Kochen bringen

6. Die Hitze jetzt senken und kochen lassen: für 20 Minuten, bis Kartoffeln erweichen

7. Kale und schwarze Bohnen enthalten; Rühren, Abdeckung und Kochzeit: für 5 Minuten

8. Die gesamte Würze anpassen und bei Bedarf Salz und Pfeffer hinzufügen

Ernährung:

Kohlenhydrate: 43.5g

Protein: 7.72g

Fette: 8.6g

Kalorien: 248.5 Kcal

Wurzel Gemüsebrühe

Zubereitungszeit: 5 Minuten • Kochzeit: Zeit:1 Stunde 38
Minuten •Portionen: Über 6 Tassen

Zutaten

- 1 Esslöffel Olivenöl

- 1 große Zwiebel, grob gehackt

- 2 mittelgroße Karotten, grob gehackt

- 2 mittelgroße Parsnips, grob gehackt

- 1 mittelgroße Rübe, grob gehackt

- 8 Tassen Wasser

- 1 mittelweiße Kartoffel, ungeschält und geviertelt

- 3 Knoblauchzehen, ungeschält und zerkleinert

- 3/4 Tasse grob gehackte frische Petersilie

- 2 Lorbeerblätter

- 1/2 Teelöffel schwarze Pfefferkörner

- 1 Teelöffel Salz

Wegbeschreibungen

1. In einem großen Lagertopf das Öl bei mittlerer Hitze
   erhitzen. Zwiebel, Karotten, Petersilien und Rüben
   dazugeben. Abdeckung und Kochzeit: bis erweicht, ca.
   8 Minuten. Ins Wasser rühren. Kartoffel, Knoblauch,
   Petersilie, Lorbeerblätter, Pfefferkörner und Salz
   zugeben. Zum Kochen bringen und dann die Hitze auf

niedrig reduzieren und, ungedeckt köcheln lassen, für 11,5 Stunden.

2. Abkühlen lassen, dann durch ein feinmaschiges Sieb in eine große Schüssel oder einen Topf abseihen und mit der Rückseite eines Löffels gegen die Feststoffe drücken, um die gesamte Flüssigkeit freizusetzen. Verwerfen Sie Feststoffe. Brühe vollständig abkühlen, dann in eng verfüllte Behälter einteilen und bis zu 4 Tage kühl stellen oder bis zu 3 Monate einfrieren.

Pilz Gemüsebrühe

Zubereitungszeit: 5 Minuten • Kochzeit: Zeit:1 Stunde 37 Minuten • Portionen: Über 6 Tassen

Zutaten

- 1 Esslöffel Olivenöl
- 1 mittelgroße Zwiebel, ungeschält und geviertelt
- 1 mittelgroße Karotte, grob gehackt
- 1 Sellerierippe mit Blättern, grob gehackt
- 8 Unzen weiße Pilze, leicht gespült, trocken geklopft und grob gehackt
- 5 getrocknete Shiitake oder Steinpilze, in 2 Tassen heißes Wasser eingeweicht, abgelassen, einweichende Flüssigkeit gespannt und reserviert
- 3 Knoblauchzehen, ungeschält und zerkleinert
- 1/2 Tasse grob gehackte frische Petersilie
- 2 Lorbeerblätter
- 1/2 Teelöffel schwarze Pfefferkörner
- 1 Teelöffel Salz
- 5 Tassen Wasser

Wegbeschreibungen

1. In einem großen Lagertopf das Öl bei mittlerer Hitze erhitzen. Zwiebel, Karotten, Sellerie und weiße Pilze dazugeben. Abdeckung und Kochzeit: bis erweicht, ca.

7 Minuten. Die erweichten getrockneten Pilze und die reservierte Einweichflüssigkeit zusammen mit Knoblauch, Petersilie, Lorbeerblättern, Pfefferkörnern, Salz und Wasser unterrühren. Zum Kochen bringen und dann die Hitze auf niedrig reduzieren und, ungedeckt köcheln lassen, für 11,5 Stunden.

2. Abkühlen lassen, dann durch ein feinmaschiges Sieb in eine große Schüssel oder einen Topf abseihen und mit der Rückseite eines Löffels gegen die Feststoffe drücken, um die gesamte Flüssigkeit freizusetzen. Verwerfen Sie Feststoffe. Brühe vollständig abkühlen, dann in eng verfüllte Behälter einteilen und bis zu 4 Tage kühl stellen oder bis zu 3 Monate einfrieren.

SAUCES UND KONDIMENTS

Pastasauce aus Bologna

Zubereitungszeit: 5 MinutenPortionen: 6

Zutaten:

- 2 Esslöffel Olivenöl

- 2 14oz. Dose zerkleinerte Tomaten

- 1/4 Tasse Basilikumblätter

- 1/4 Tasse gehackte Petersilie

- 1 Zwiebel, gehackt

- 3 Esslöffel Zitronensaft

- 2 Selleriestiele, gewürfelt

- 2 Karotten, gerieben

- 2 Knoblauchzehen, gehackt

- Salz und Pfeffer, nach Geschmack

Wegbeschreibungen:

1. Olivenöl in Instant Topf erhitzen.

2. Zwiebel, Karotten und Sellerie zugeben. Kochzeit: 3
   Minuten.

3. Knoblauch und Kochzeit hinzufügen: 2 Minuten.

4. Fügen Sie die restlichen Zutaten hinzu und verriegeln Sie den Deckel.

5. Hochdruck 2 Minuten.

6. Verwenden Sie eine natürliche Druckfreisetzungsrichtung.

7. Öffnen Sie den Deckel und übertragen Sie ihn in eine Schüssel.

8. Mit Nudeln servieren.

Köstliche Bbq Sauce

Zubereitungszeit: 7 MinutenPortionen: 6

Zutaten:

- 1/4 Tasse Kokosöl

- 1 Esslöffel Melasse

- 1 Tasse rohen Apfelessig

- 2 Teelöffel vegane Worcestershire-Sauce

- 1 Teelöffel Kokos-Aminos

- 1 Esslöffel Dijon Senf

- 1 gute Prise CayennePfeffer

- 1/3 Tasse Kokoszucker

Wegbeschreibungen:

1. Kokosöl in InstantTopf auf Sauté erhitzen.

2. Fügen Sie die restlichen Zutaten hinzu und verriegeln Sie den Deckel.

3. Wählen Sie Manuell und Hochdruck 5 Minuten.

4. Lösen Sie den Druck mit einer Schnelldruckentriegelung.

5. Öffnen Sie den Deckel und übertragen Sie ihn in die Schüssel.

6. Servieren oder in den Kühlschrank aufbewahren.

Chipotle Bean Cheesy Dip

Zubereitungszeit: 10 MinutenPortionen: 3 Tassen

Zutaten:

- 2 Tassen Pinto Bohnen, gekocht, püriert
- 1 Esslöffel Chipotle Chiles in Adobo, gehackt
- 1/4Tasse Wasser
- 1/2Tasse geschreddert veganen Cheddar-Käse
- 3/4Tasse Tomaten-Salsa
- 1teespoon Chilipulver
- Salz

Wegbeschreibungen:

1. In einer Schüssel die pürierten Bohnen, Chipotle Chili, Salsa, Chili-Pulver und Wasser in einem Instant-Topf kombinieren.

2. Gut mischen und mit Deckel abdecken.

3. Kochzeit: ca. 5 Minuten.

4. Cheddar-Käse und Salz hinzufügen und warm servieren.

5. Die Tomaten abtropfen lassen und zu einem Mixer geben.

Artischocke Spinat Dip

Zubereitungszeit: 5 MinutenPortionen: 3 1/2 Tassen

Zutaten:

- 1(10-Unzen-Paket Spinat, gehackt
- 1/3Tasse Nährhefe
- 2(8-ouncejars marinierte Artischockenherzen
- 1/2Teelöffel Tabasco-Sauce
- 3scallions, gehackt
- 1 Esslöffel frischer Zitronensaft
- 1Tasse veganer Frischkäse
- 1/2Teelöffel Salz

Wegbeschreibungen:

1. Die Artischockenherzen abtropfen lassen und fein hacken.
2. Die Jakobsmuscheln, Zitronensaft, Salz, Artischockenherzen, Sauce, Spinat und Hefe in einem Instanttopf geben.
3. Cover und Kochzeit: ca. 3 Minuten.
4. Den Käse dazugeben und gut rühren.
5. Warm servieren.

Veganer Käse-Dip

Zubereitungszeit: 30 Min.

Portionen: 10

Zutaten:

- 1 7.1 Unze Daiya Medium Cheddar Stil Block oder andere Block veganen Käse, gewürfelt
- 1 8 Unze Tasche Daiya Pepperjack Stil Schredder
- 1 Esslöffel Vegane Butter
- 1 Tub Daiya Plain Cream Cheeze Style Spread, Tofu Cream Cheese oder andere vegane Frischkäse aufgestricht
- 1 Esslöffel Knoblauchpulver
- 1 Teelöffel Kurkuma
- 1 Esslöffel Ungesüßte Plain Mandelmilch
- 1 Esslöffel Getrockneter Oregano
- 1 Tasse Wasser

Wegbeschreibungen:

1. Alle Zutaten in den InstantTopf geben und versiegeln.
2. Verwenden Sie die manuelle Einstellung und stellen Sie auf 5 Minuten ein.
3. Schnelles Lösen und Deckel entfernen, wenn Sie kochen.
4. Sofort bis glatt rühren. Genießen

Snack

Juicy Brussel Sprouts

Zubereitungszeit: 10 Minuten

Kochzeit: 10 Minuten

Gesamtzeit: 20 Minuten

Portionen: 04

Zutaten:

- 1-Pfund-Rosenkohl, getrimmt

- 1/4 Tasse grüne Zwiebeln, gehackt

- 6 Kirschtomaten, halbiert

- 1 Esslöffel Olivenöl

- Salz und schwarzer Pfeffer nach Geschmack

So bereiten Sie sich vor:

1. Nehmen Sie eine Backform passend in Ihre Luft Fritteuse passen.

2. Rosenkohl mit Salz und schwarzem Pfeffer in die Schale werfen.

3. Legen Sie diese Schale in die Luftfritteuse und versiegeln Sie die Fritteuse.

4. Kochzeit: die Sprossen für 10 Minuten bei 350 Grad F

auf Luft Fritteuse-Modus.

5. Werfen Sie diese Sprossen mit grünen Zwiebeln, Tomaten, Olivenöl, Salz und Pfeffer in einer Salatschüssel.

6. Verschlingen.

Nährwerte:

Kalorien 361

Fett insgesamt 16,3 g

Gesättigtes Fett 4,9 g

Cholesterin 114 mg

Natrium 515 mg

Gesamt Kohlenhydrate 29,3 g

Faser 0,1 g

Zucker 18,2 g

Protein 3,3 g

Avocado Tomaten Bruschetta

Zubereitungszeit: 10 Minuten

Kochzeit: 0 Minute

Portionen: 4

Zutaten:

- 3 Scheiben Vollkornbrot
- 6 gehackte Kirschtomaten
- 1/2 der in Scheiben geschnittenen Avocado
- 1/2 Teelöffel gehackter Knoblauch
- 1/2 Teelöffel gemahlener schwarzer Pfeffer
- 2 Esslöffel gehacktes Basilikum
- 1/2 Teelöffel Meersalz
- 1 Teelöffel Balsamico-Essig

Wegbeschreibungen:

1. Tomaten in eine Schüssel geben und dann in Essig rühren, bis sie gemischt werden. Brotscheiben mit Avocadoscheiben aufschneiden, dann gleichmäßig mit Tomatenmischung, Knoblauch und Basilikum aufschneiden und mit Salz und schwarzem Pfeffer abschmecken.
2. Sofort servieren

Ernährung:

Kalorien: 131 Cal

Fett: 7,3 g

Kohlenhydrate: 15 g

Protein: 2,8 g

Faser: 3,2 g

Leeks Mit Butter

Zubereitungszeit: 10 Minuten

Kochzeit: 7 Minuten

Gesamtzeit: 17 Minuten

Portionen: 04

Zutaten:

- 1 Esslöffel vegane Butter, geschmolzen
- 1 Esslöffel Zitronensaft
- 4 Lauch, gewaschen und halbiert
- Salz und schwarzer Pfeffer nach Geschmack

So bereiten Sie sich vor:

1. Nehmen Sie eine Backform passend in Ihre Luft Fritteuse passen.
2. Den Lauch mit Butter, Salz und schwarzem Pfeffer in die Schüssel werfen.
3. Legen Sie das Gericht in den Luft fritteuserKorb.
4. Versiegeln Sie die Fritteuse und Kochzeit: die Karotten für 7 Minuten bei 350 Grad F auf Luft Fritteuse-Modus.

5. Fügen Sie einen Nieselregen von Zitronensaft hinzu.

6. Gut mischen und dann servieren.

Nährwerte:

Kalorien 231

Fett insgesamt 20,1 g

Gesättigtes Fett 2,4 g

Cholesterin 110 mg

Natrium 941 mg

Gesamt Kohlenhydrate 20,1 g

Faser 0,9 g

Zucker 1,4 g

Protein 4,6 g

Gebratener Spargel

Zubereitungszeit: 10 Minuten

Kochzeit: 8 Minuten

Gesamtzeit: 18 Minuten

Portionen: 04

Zutaten:

- 2 Pfund frischer Spargel, getrimmt
- 1/2 Teelöffel Oregano, getrocknet
- 4 Unzen veganer Feta-Käse, zerbröselt
- 4 Knoblauchzehen, gehackt
- 2 Esslöffel Petersilie, gehackt
- 1/4 Teelöffel Paprikaflocken
- 1/4 Tasse Olivenöl
- Salz und schwarzer Pfeffer nach Geschmack
- 1 Teelöffel Zitronenschale
- 1 Zitrone, entsaftet

So bereiten Sie sich vor:

1. Zitronenschale mit Oregano, Pfefferflocken, Knoblauch und Öl in einer großen Schüssel kombinieren.
2. Spargel, Salz, Pfeffer und Käse in die Schüssel geben.
3. Den Spargel gut in den Luftfritteusekorb legen.
4. Versiegeln Sie die Fritteuse und Kochzeit: sie für 8 Minuten bei 350 Grad F auf Air Fritteuse Modus.

5. Mit Petersilie und Zitronensaft garnieren.

Genießen Sie warm.

Nährwerte:

Kalorien 201

Fett insgesamt 8,9 g

Gesättigtes Fett 4,5 g

Cholesterin 57 mg

Natrium 340 mg

Gesamt Kohlenhydrate 24,7 g

Faser 1,2 g

Zucker 1,3 g

Protein 15,3 g

Nacho-Käsesauce

Zubereitungszeit: 5 Minuten

Kochzeit: 10 Minuten

Portionen: 4

Zutaten:

- 3 Esslöffel Mehl
- 1/4 Teelöffel Knoblauchsalz
- 1/4 Teelöffel Salz
- 1/2 Teelöffel Kreuzkümmel
- 1/4 Teelöffel Paprika
- 1 Teelöffel rotes Chilipulver
- 1/8 Teelöffel Cayennepulver
- 1 Tasse veganer Cashew-Joghurt
- 1 1/4 Tassen Gemüsebrühe

Wegbeschreibungen:

1. Nehmen Sie einen kleinen Topf, legen Sie es bei mittlerer Hitze, gießen Sie in Gemüsebrühe, und bringen Sie es zum Kochen.

2. Dann Mehl und Joghurt zusammenrühren, in die kochende Brühe geben, alle Gewürze unterrühren, Hitze auf mittleres Niveau und Kochzeit umstellen: 5 Minuten lang, bis sie verdickt sind.

3. Sofort servieren.

Ernährung:

Kalorien: 282 Cal

Fett: 1 g

Kohlenhydrate: 63 g

Protein: 3 g

Faser: 12 g

Butter Karotten

Zubereitungszeit: 10 Minuten

Kochzeit: 10 Minuten

Gesamtzeit: 20 Minuten

Portionen: 04

Zutaten:

- 2 Tassen Baby Karotten
- 1 Esslöffel brauner Zucker
- 1/2 Esslöffel vegane Butter, geschmolzen
- Jede Prise Salz und schwarzer Pfeffer

So bereiten Sie sich vor:

1. Nehmen Sie eine Backform passend in Ihre Luft Fritteuse passen.

2. Karotten mit Zucker, Butter, Salz und schwarzem Pfeffer in die Backform werfen.

3. Legen Sie die Schale in den Luftfritteusekorb und versiegeln Sie die Fritteuse.

4. Kochzeit: die Karotten für 10 Minuten bei 350 Grad F auf Luft Fritteuse-Modus.

5. Genießen.

Nährwerte:

Kalorien 119

Gesamtfett 14 g

Gesättigte Fettsäuren 2 g

Cholesterin 65 mg

Natrium 269 mg

Karben insgesamt 19 g

Faser 4 g

Zucker 6 g

Protein 5g

Petersilienkartoffeln

Zubereitungszeit: 10 Minuten

Kochzeit: 10 Minuten

Gesamtzeit: 20 Minuten

Portionen: 4

Zutaten:

- 1-Pfund-Goldkartoffeln, in Scheiben geschnitten
- 2 Esslöffel Olivenöl
- 1/4 Tasse Petersilienblätter, gehackt
- Saft aus 1/2 Zitrone
- Salz und schwarzer Pfeffer nach Geschmack

So bereiten Sie sich vor:

1. Nehmen Sie eine Backform passend in Ihre Luft Fritteuse passen.

2. Die Kartoffeln hineinlegen und mit Salz, Pfeffer, Olivenöl und Zitronensaft abschmecken.

3. Die Backform in den Luftfritteusenkorb geben und versiegeln.

4. Kochzeit: die Kartoffeln für 10 Minuten bei 350 Grad F im Luftfritteusenmodus.

5. Mit Petersiliengarnitur warm servieren.

6. Verschlingen.

Nährwerte:

Kalorien 205

Fett insgesamt 22,7 g

Gesättigtes Fett 6,1 g

Cholesterin 4 mg

Natrium 227 mg

Gesamt Kohlenhydrate 26,1 g

Faser 1,4 g

Zucker 0,9 g

Protein 5,2 g

DESSERT UND GETRÄNKE

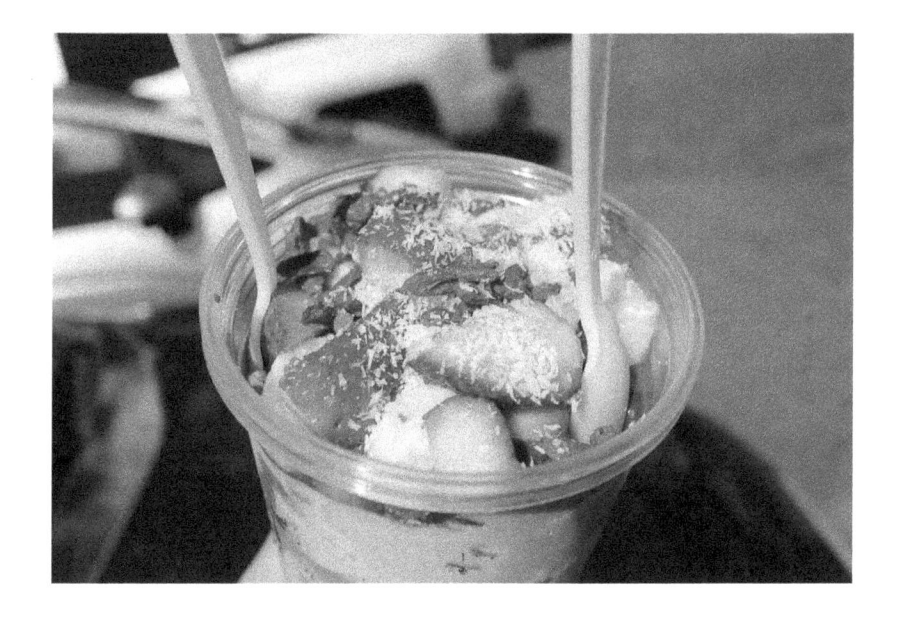

Zitronendessert

Zubereitungszeit: 45 MinutenPortionen: 10

Zutaten:

- 2 Tassen Zucker

- 2 Tassen Pflanzenöl

- 1/2 Tasse Allzweckmehl

- 1 EL milchfreier Eierersatz

- 1 TL Backpulver

Zitronenbelag:

- 4 Tassen Zucker

- 5 Tassen Wasser

- 1 Tasse frisch gepresster Zitronensaft

- 1 EL Zitronenschale

- 1 ganze Zitrone, in Scheiben geschnitten

Wegbeschreibungen:

1. In einer großen Schüssel Eierersatz mit Zucker, Öl und Backpulver kombinieren. Nach und nach Mehl hinzufügen, bis die Mischung dick und leicht klebrig ist. Mit den Händen, formen Sie die Kugeln und glätten Sie sie auf einen halben Zoll dick.

2. In eine passende Springform-Pfanne geben und Ihren InstantTopf einstecken. Gießen Sie zwei Tassen Wasser in einen Edelstahleinsatz und legen Sie die Springform

vorsichtig auf. Die Federform mit Folie bedecken und den Deckel versiegeln. Stellen Sie den Dampfauslöser aus und drücken Sie die Taste "Manuell". Stellen Sie den Timer für 20 Minuten ein.

3. Nachdem Sie das Endsignal des Kochers gehört haben, führen Sie eine Schnellfreigabe durch und öffnen Sie sie. Entfernen Sie vorsichtig die Federform und Folie. Auf Raumtemperatur abkühlen.

4. Nun den restlichen Zucker, Wasser, Zitronensaft, Zitronenschale und Zitronenscheiben in Ihren Instanttopf geben. Drücken Sie die "Sautee"-Taste und köcheln Sie sanft, bis sich der Zucker auflöst. Drücken Sie die Taste "Abbrechen" und entfernen Sie die Zitronenmischung.

5. Gießen Sie das heiße Topping über gekühltes Dessert und beiseite, so dass es das Zitronendressing einweichen kann.

Marmorbrot

Zubereitungszeit: 35 MinutenPortionen: 6

Zutaten:

- 1 Tasse Allzweckmehl
- 1 1/2 TL Backpulver
- 1 EL pulverisiertestevia
- 1/2 TL Salz
- 1 TL Kirschextrakt, zuckerfrei
- 3 EL Mandelbutter, weich
- 3 EL Leinsamen, gemischt mit 1/2 Tasse Heißem Wasser
- 1/4 Tasse Kakaopulver, zuckerfrei
- 1/4 Tasse vegane Sauerrahm

Wegbeschreibungen:

1. Kombinieren Sie alle trockenen Zutaten außer Kakao in einer großen Rührschüssel. Gut mischen und dann die Leinsamenmischung hinzufügen. Schlagen Sie gut mit einem Teighaken Aufsatz für eine Minute. Nun, fügen Sie vegane saure Sahne, Mandelbutter und Kirschextrakt hinzu. Fahren Sie für 3 weitere Minuten zu schlagen.

2. Die Mischung halbieren und Kakaopulver in die Hälfte der Mischung geben. Gießen Sie den leichten Teig in

den Edelstahleinsatz Ihres Instanttopfes. Mit Kakaoteig beträrkt, um ein schönes Marmormuster zu kreieren.

3. Schließen Sie den Deckel und stellen Sie den Dampfablösegriff ein. Drücken Sie die Taste "Manuell" und stellen Sie den Timer für 20 Minuten ein. Kochzeit: bei niedrigem Druck.

4. Wenn Sie fertig sind, drücken Sie die Taste "Abbrechen" und lassen Sie den Dampfdruck natürlich los. Lassen Sie es eine Weile abkühlen, bevor Sie auf die Servierplatte übertragen.

5. Vorsichtig mit einem großen Spachtel entfernen und vor dem Servieren vollständig abkühlen lassen.

6. Genießen!

Süßer Kürbispudding

Zubereitungszeit: 30 MinutenPortionen: 10

Zutaten:

- 2 lbs frischer Kürbis, gehackt

- 1 Tasse brauner Zucker

- 2 EL Kürbissaft

- 4 EL Maisstärke

- 2 EL Zitronenschale

- 1 TL gemahlene Muskatnuss

- 10 Tassen Wasser

Wegbeschreibungen:

1. Den Kürbis schälen und zubereiten. Samen herauskratzen und in mundgerechte Stücke hacken.

2. Stecken Sie Ihren Instanttopf ein und legen Sie den Kürbis in den Edelstahleinsatz. In einer anderen Schüssel Zucker mit Kürbissaft kombinieren. Gut mischen, bis sich der Zucker vollständig auflöst. Nun die Mischung in den Herd gießen und eine Tasse Maisstärke unterrühren. Zimt, Nelken und Wasser hinzufügen. Geben Sie ihm eine gute Aufregung.

3. Schließen Sie den Deckel und drücken Sie die Taste "Manuell". Stellen Sie den Timer für 10 Minuten ein.

4. Wenn Sie das Signal des Kochers hören, führen Sie eine

schnelle Entriegelung des Drucks durch. Öffnen Sie den Herd und gießen Sie den Pudding in 4 Servierschüsseln. Auf Raumtemperatur abkühlen und dann in den Kühlschrank geben.

Schokoladenkuchen

Zubereitungszeit: 45 MinutenPortionen: 12

Zutaten:

- 3 Tassen Sojajoghurt
- 3 Tassen Allzweckmehl
- 2 Tassen granulierter Zucker
- 1 Tasse Öl
- 2 TL Backpulver
- 3 EL Kakao, ungesüßt

Für die Glasur:

- 7 oz dunkle Schokolade
- 10 EL Zucker
- 10 EL Mandelmilch
- 5 oz Mandelbutter, ungesalzen

Wegbeschreibungen:

1. In einer großen Schüssel Sojajoghurt, Mehl, Zucker, Öl,

Backpulver und Kakao kombinieren. Schlagen Sie gut mit einem elektrischen Mischer auf hoch.

2. Die Mischung in eine große Springform geben. Wickeln Sie die Pfanne in Folie und legen Sie in Ihrem Instant-Topf. Versiegeln Sie den Deckel und stellen Sie den Dampfablösegriff ein. Drücken Sie die Taste "Manuell" und stellen Sie den Timer auf 30 Minuten ein.

3. Wenn Sie das Endsignal des Kochers hören, führen Sie das Schnelllösen aus und öffnen Sie es. Entfernen Sie vorsichtig die Springform-Pfanne und auspacken. Chill gut.

4. In der Zwischenzeit die Schokolade in einer Mikrowelle schmelzen. In eine mittelgroße Schüssel geben und in Mandelbutter, Mandelmilch und Zucker rühren. Schlagen Sie gut mit einem elektrischen Mixer und gießen Sie die Mischung über Ihren Kuchen.

5. Vor dem Servieren mindestens zwei Stunden kühl stellen.

Einfache Feigendessert

Zubereitungszeit: 30 MinutenPortionen: 4

Zutaten:

- 2 lbs frische Feigen
- 1 Pfund Zucker
- 2 EL Zitronenschale
- 1 TL gemahlene Muskatnuss
- 10 Tassen Wasser

Wegbeschreibungen:

1. Gut abspülen und in einem großen Kolander abtropfen lassen.

2. Schließen Sie Ihren Instant-Topf an und drücken Sie die Taste "Sautee". Feigen, Zucker, Wasser, Muskatnuss und Zitronenschale zugeben. Geben Sie es gut rühren und kochen, gelegentlich unter Rühren, bis die Hälfte des Wassers verdunstet.

3. Optional können Sie eine Tasse frisch gepressten Zitronen- oder Limettensaft hinzufügen, um den süßen Geschmack zu reduzieren.

4. Drücken Sie die Taste "Abbrechen" und übertragen Sie Feigen mit der restlichen Flüssigkeit in Gläser, ohne Deckel. Auf Raumtemperatur abkühlen und die Deckel schließen. Kühlen Sie über Nacht vor Gebrauch.

Créme Caramel

Zubereitungszeit: 30 MinutenPortionen: 4

Zutaten:

- 1/2 Tasse Granulatzucker, halbiert
- 1/2 Tasse Wasser
- 3 EL Leinsamen, gemischt mit 1/2 Tasse Heißem Wasser
- 1/2 TL Vanilleextrakt
- 1/2 Tasse Mandelmilch
- 5 un Kokoscreme, geschlagen

Wegbeschreibungen:

1. Schließen Sie Ihren Instant-Topf an und drücken Sie die Taste "Sautee".

2. In einem Edelstahleinsatz 1/4 Tasse Granulatzucker mit Wasser kombinieren. Sanft köcheln, ständig rühren, bis sich der Zucker gleichmäßig auflöst und sich in schönes goldenes Karamell verwandelt. Drücken Sie die Taste "Abbrechen" und entfernen Sie den Stahleinsatz. 2-3 Minuten beiseite stellen, bis Blasen verschwinden. In Ramekins gießen und beiseite stellen.

3. Reinigen Sie Ihren Stahleinsatz und legen Sie ihn wieder in Ihren Instanttopf.

4. Kombinieren Sie nun Mandelmilch mit Schlagsahne

und Vanilleextrakt. Drücken Sie erneut die Taste "Sautee" und die Kochzeit: ca. 5 Minuten, oder bis sich kleine Blasen bilden. Drücken Sie die Taste "Abbrechen" und entfernen Sie sie aus dem Herd.

5. Mit einem elektrischen Mischer die Leinsamenmischung und den restlichen Zucker verrühren. Nach und nach die Creme-Mischung hinzufügen und besen, bis gut kombiniert. Nun, gießen Sie die Mischung in kleine Ofenfeste Schalen und beiseite.

6. Nehmen Sie eine passende Springform Pfanne und legen Ramekins in sie. Passen Sie die Pfanne in Ihren Instanttopf und gießen Sie genug Wasser in die Springform, um die Hälfte der Schalen zu erreichen. Bedecken Sie die Pfanne mit einem Stück Folie und schließen Sie den Deckel.

7. Drücken Sie die Taste "Manuell" und stellen Sie den Timer für 15 Minuten ein. Wenn Sie das Endsignal des Kochers hören, führen Sie eine Schnellentriegelung durch und entfernen Sie den Deckel. Creme Karamell sollte schön und gesetzt sein. Wenn Sie sich nicht sicher sind, legen Sie einen Zahnstocher in die Mitte ein. Es wird sauber herauskommen.

8. Entfernen Sie die Ramekins von Ihrem Herd und

kühlen Sie sie bei Raumtemperatur vollständig ab. Achten Sie darauf, nicht zu kühlen, bis vollständig gekühlt. Andernfalls wird die Creme Risse haben und ihre Struktur ändern.

Chill über Nacht.

Wilde Beeren Pfannkuchen

Zubereitungszeit: 20 MinutenPortionen: 3

Zutaten:

- 1 Tasse Buchweizenmehl
- 2 TL Backpulver
- 1 1/4 Tasse Mandelmilch
- 1 EL Leinsamen gemischt mit 3 EL heißem Wasser
- 1/2 TL Salz
- 1 TL Vanillezucker
- 1 TL Erdbeerextrakt
- 1 Tasse Kokoscreme
- 1 Tasse frische Wildbeeren

Wegbeschreibungen:

1. In einer mittelgroßen Rührschüssel Mandelmilch und Leinsamenmischung kombinieren. Schlagen Sie gut mit einem Whisking-Aufsatz auf hoch – bis schaumig.

Nach und nach Mehl hinzufügen und weiter schlagen, bis kombiniert.

2. Nun Backpulver, Salz und Vanillezucker hinzufügen. Weiter auf hoch für 3 weitere Minuten zu schlagen.

3. Schließen Sie Ihren Instant-Topf an und fetten Sie den Edelstahleinsatz mit etwas Öl. Löffel 2-3 Esslöffel Teig in den Topf. Schließen Sie den Deckel und stellen Sie ihn auf niedrigen Druck. Drücken Sie die Taste "Manuell" und stellen Sie den Timer für 5 Minuten ein. Führen Sie eine schnelle Freigabe durch und wiederholen Sie den Vorgang mit dem verbleibenden Teig.

4. Top jeden Pfannkuchen mit einem Esslöffel Kokoscreme und Wildenbeeren. Mit Erdbeerextrakt bestreuen und sofort servieren.

CPSIA information can be obtained
at www.ICGtesting.com
Printed in the USA
BVHW090157250621
610373BV00005B/1269